NOTE :

Il est parfois difficile d'aborder le sujet complexe du diabète de type 1 avec nos enfants. Cette maladie, qui touche des millions de personnes à travers le monde, peut sembler effrayante et incompréhensible pour nos petits. Cependant, nous avons une bonne nouvelle à partager avec vous : ce livre est né pour vous aider à expliquer le diabète de type 1 aux enfants tout en diffusant un message d'espoir et de courage.

Ce livre est bien plus qu'un simple récit éducatif. Il a été conçu spécialement pour permettre aux parents et aux éducateurs de partager avec les enfants une connaissance approfondie du diabète de type 1 de manière ludique et accessible. En l'explorant ensemble, petits et grands apprendront que cette maladie n'est pas un obstacle insurmontable, mais un chemin sur lequel avancer avec courage et détermination.

L'histoire captivante suit les aventures de Jérémy qui découvre qu'il ou elle est atteint(e) du diabète de type 1. Au fil des pages, nos jeunes lecteurs seront guidés dans l'univers du diabète, comprenant ses origines, son fonctionnement et les défis qu'il peut représenter au quotidien. Grâce à des personnages attachants, le livre transmettra un message rassurant : ils ne sont pas seuls dans ce voyage.

La principale mission de ce livre est d'apporter un message d'espoir.

En encourageant la lecture de ce livre, les parents et les éducateurs auront l'opportunité d'initier une conversation ouverte et honnête avec les enfants. Ce sera l'occasion de répondre à leurs questions, de discuter de leurs émotions et de les aider à trouver des sources de motivation pour faire face aux défis du diabète de type 1.

En conclusion, ce livre offre une opportunité d'expliquer la maladie aux enfants de manière positive et encourageante, tout en délivrant un message d'espoir et de solidarité. En lisant cette histoire captivante ensemble, petits et grands embarqueront dans un voyage où le diabète de type 1 ne sera plus un fardeau, mais un défi à relever avec détermination et amour.

Alors, n'attendons plus, partons ensemble à la découverte de cette aventure extraordinaire et semons les graines d'espoir dans le cœur de nos enfants !

Benoit (diabétique de type 1 depuis décembre 2021 à l'age de 40 ans)

Jérémy était un petit garçon pétillant de cinq ans, plein d'énergie et de curiosité. Sa vie était remplie d'aventures ludiques et de découvertes infinies jusqu'au jour où l'inattendu se produisit. Ses parents l'amenèrent chez le médecin pour ce qu'ils pensaient être une maladie courante.

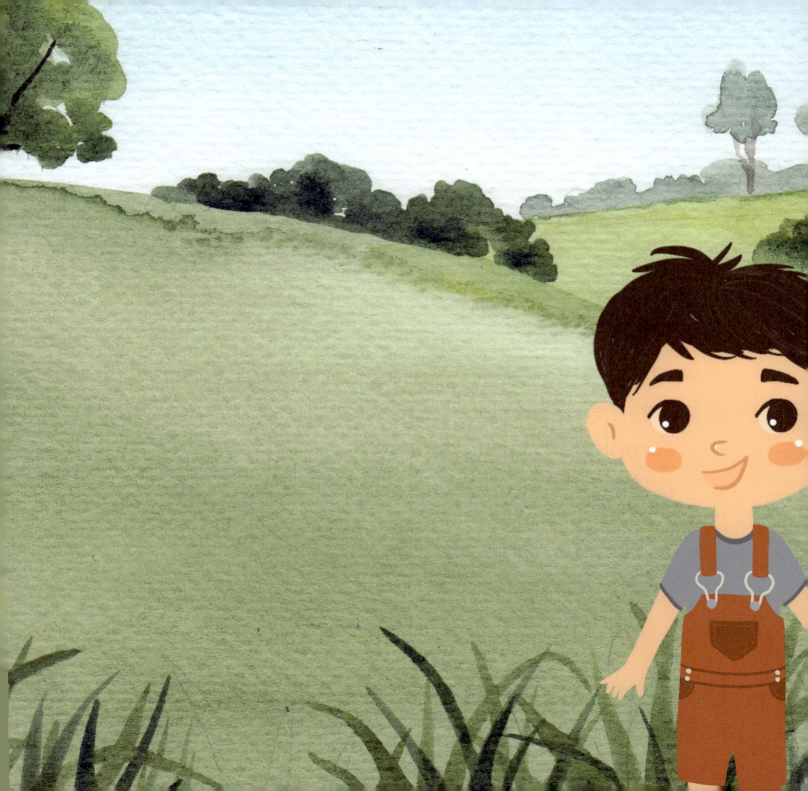

Le médecin, après de nombreux tests, s'assit avec les parents de Jérémy. Ils eurent une conversation sérieuse. Lorsqu'ils sortirent, leurs visages avaient changé. Ils semblaient inquiets et tristes, tenant une note où il était écrit "Diabète de type I".

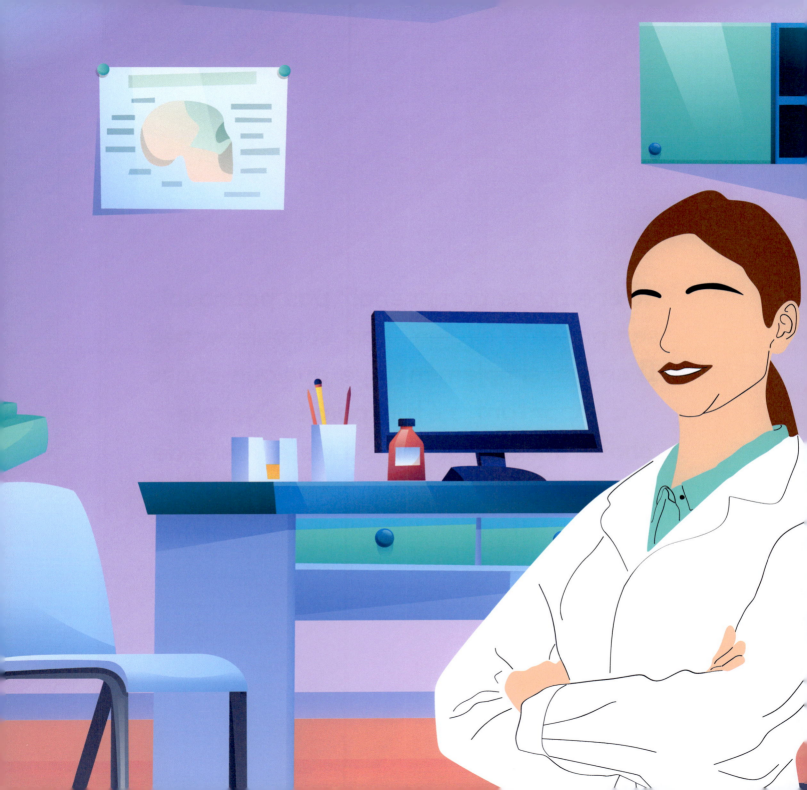

Jérémy ne comprenait pas pourquoi ses parents avaient l'air si bouleversés. Il savait simplement que quelque chose d'important s'était passé. Quelque chose qui changerait sa vie et celle de sa famille pour toujours.

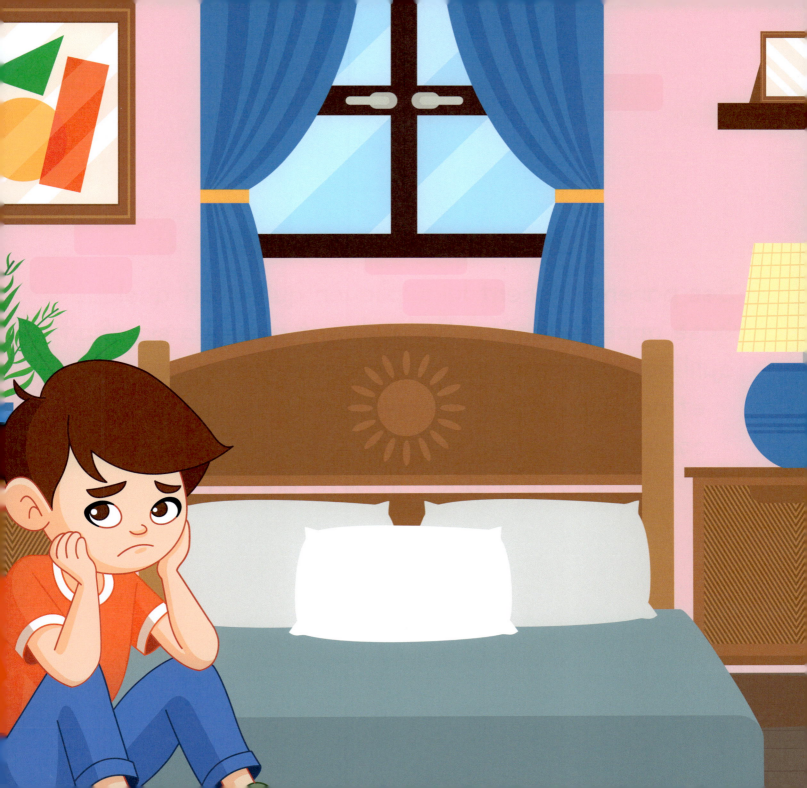

Ses parents durent lui expliquer qu'il avait quelque chose appelé diabète. Ils lui dirent que cela signifiait qu'il devait prendre un soin particulier de sa santé et ne pouvait pas manger autant de sucreries comme les autres enfants. C'était beaucoup à assimiler pour un petit garçon.

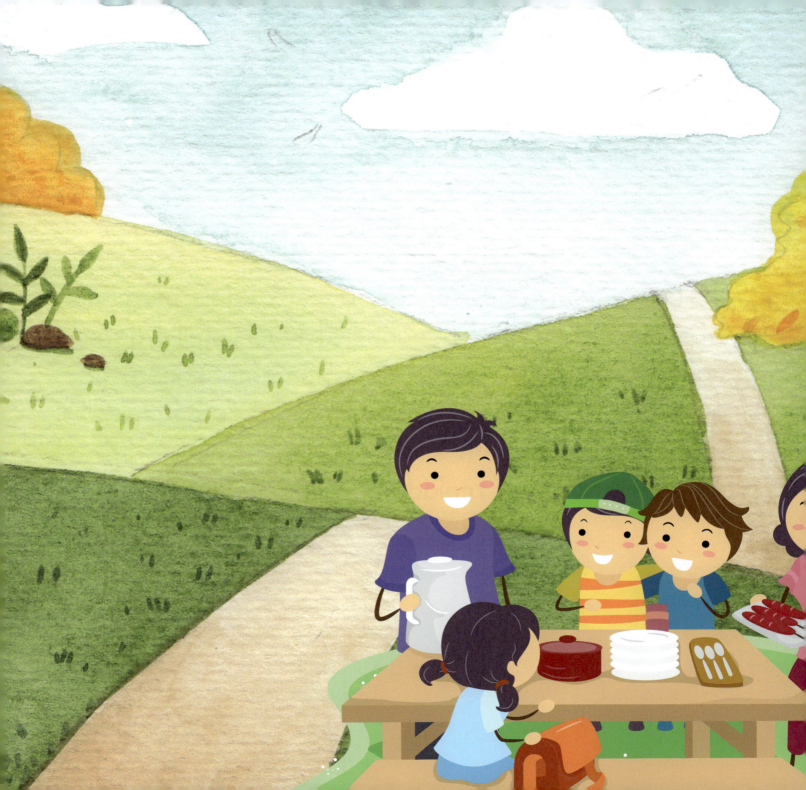

Les parents de Jérémy durent également informer leurs amis proches et leur famille de sa condition. Il était essentiel qu'ils comprennent ce que Jérémy traversait et comment ils pouvaient aider. Ils devaient savoir comment réagir si Jérémy tombait malade ou avait besoin d'aide.

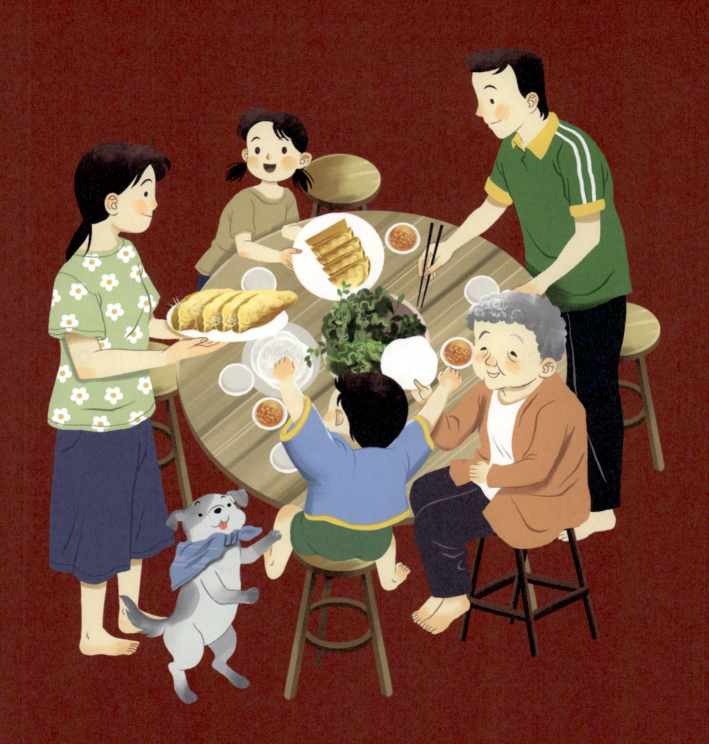

Ses parents décidèrent de faire des changements dans leur mode de vie. Ils réalisèrent qu'ils devaient en apprendre davantage sur le diabète et comment le gérer au mieux. Ils commencèrent à lire des livres, à faire des recherches sur Internet, à consulter des médecins et à parler à d'autres parents confrontés à des situations similaires.

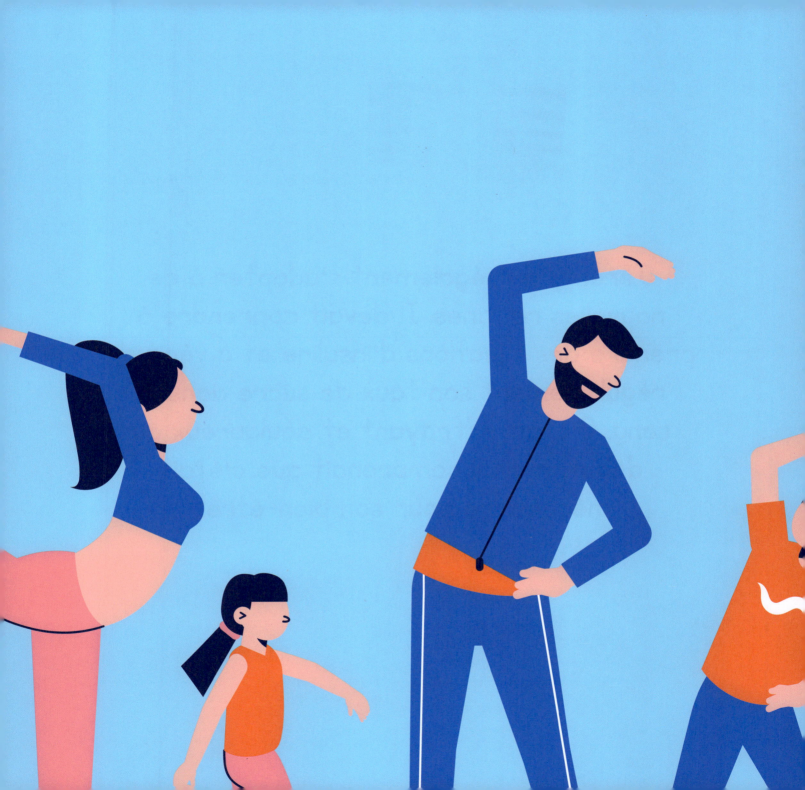

Jérémy dut également s'adapter à de nouvelles routines. Il devait apprendre à prendre des injections d'insuline et à vérifier régulièrement son taux de sucre dans le sang. C'était effrayant et douloureux au début, mais il comprenait que c'était nécessaire pour son bien-être.

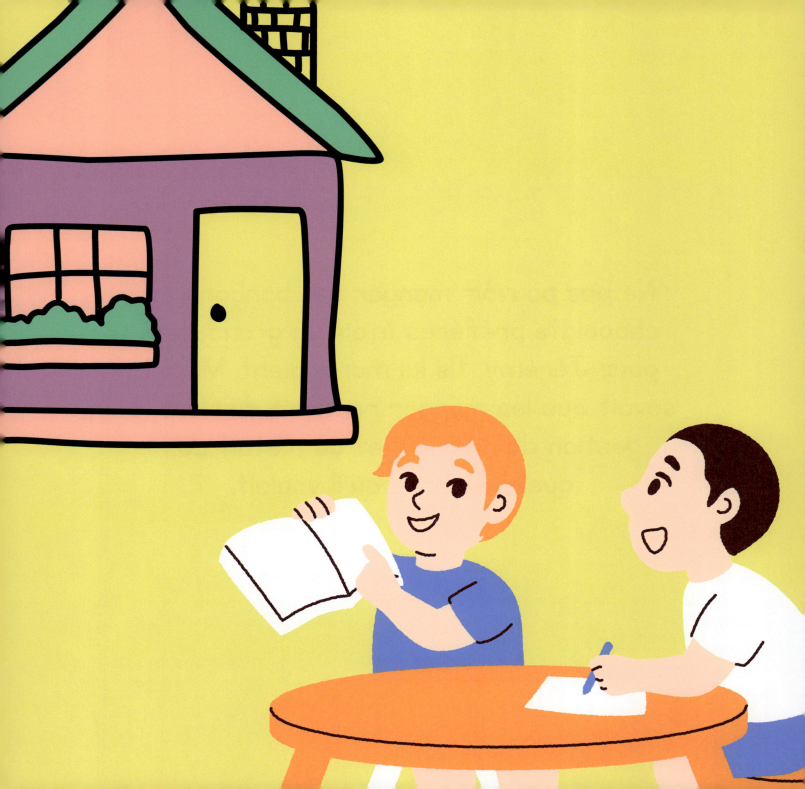

Ne pas pouvoir manger ses bonbons et chocolats préférés était un grand défi pour Jérémy. Ils lui manquaient. Mais il savait que les manger rendrait difficile la gestion du diabète, et ce n'était pas quelque chose qu'il voulait.

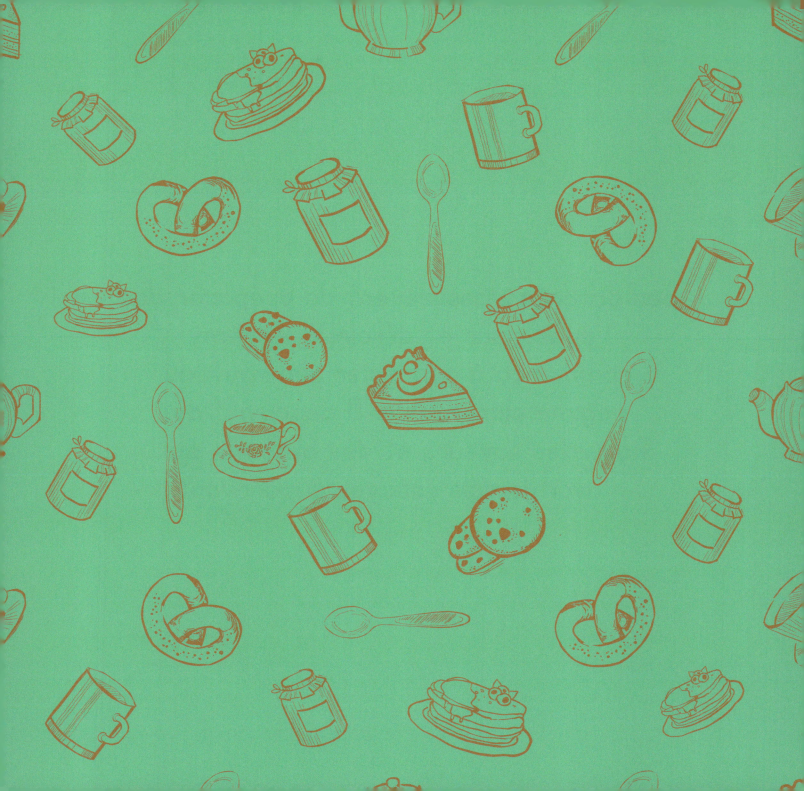

Ses parents s'assurèrent de préparer des repas sains et délicieux. Jérémy commença à apprécier son nouveau régime alimentaire. Il découvrit de nouvelles saveurs et des aliments qu'il n'avait jamais essayés auparavant.

L'exercice était un autre changement de mode de vie recommandé par son médecin. Ils disaient que cela l'aiderait à réguler son taux de sucre dans le sang. Jérémy, étant un garçon énergique, était enthousiaste à ce sujet.

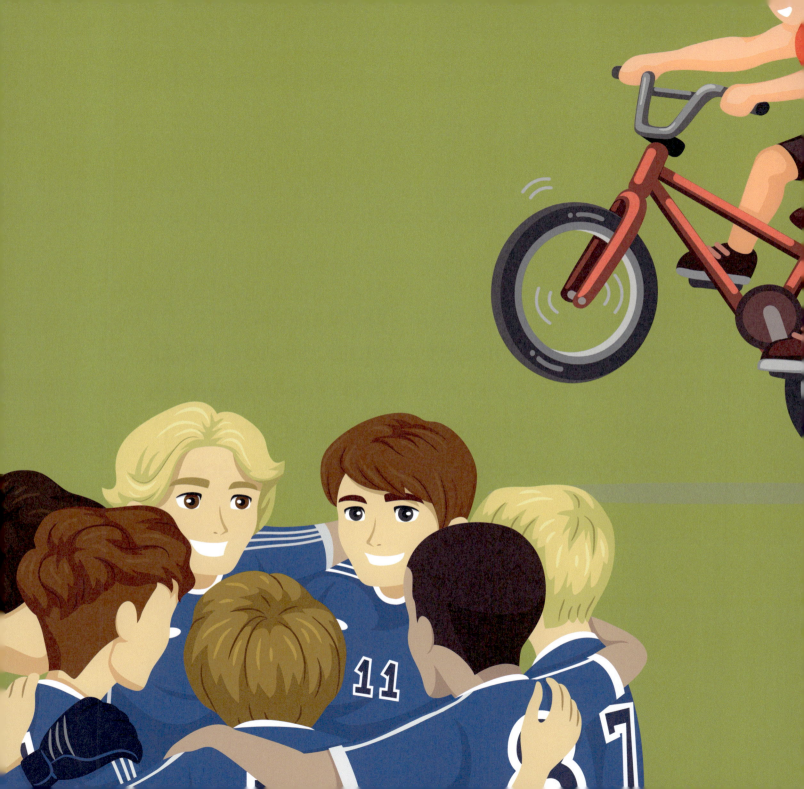

Il essaya différents types de sports, mais aucun ne l'intéressait jusqu'à ce qu'il découvre la joie de courir. Il était fasciné par la sensation de liberté que cela lui procurait. La course devint son sport préféré.

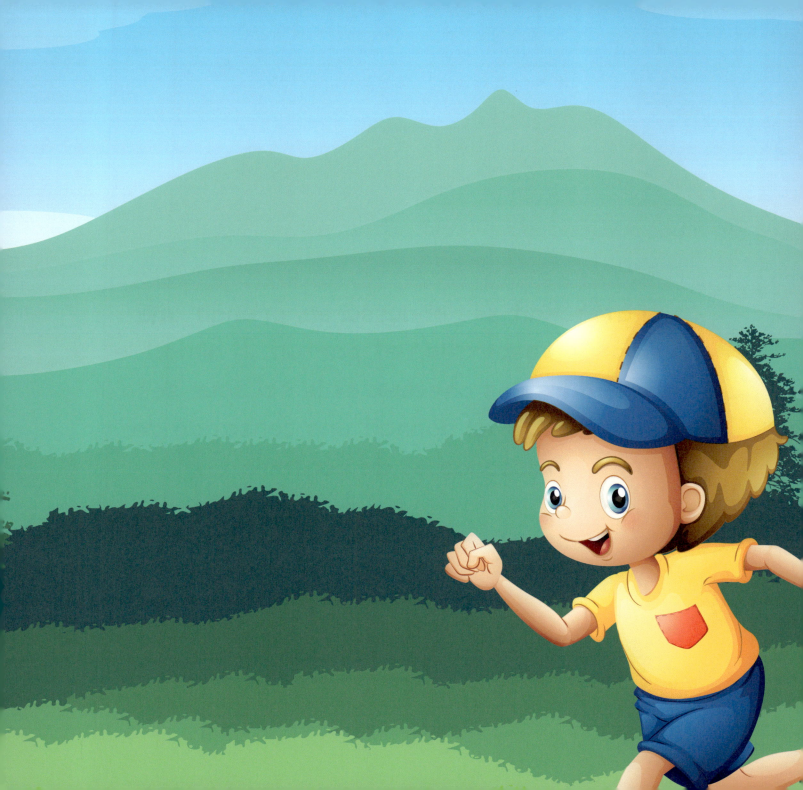

Il attachait ses chaussures, prenait une profonde respiration et partait. Il aimait le vent dans ses cheveux et le sol sous ses pieds. Courir lui donnait une sensation de puissance et de contrôle.

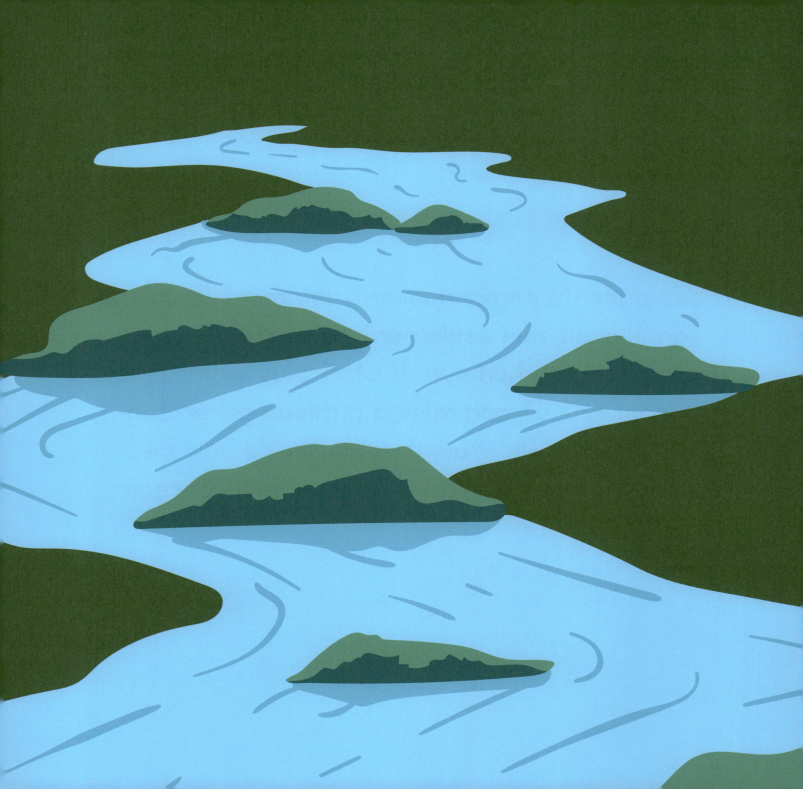

Ses parents remarquèrent comment la course améliorait non seulement sa santé physique, mais aussi son humeur. Il était plus heureux, plus confiant et commença à mieux gérer son diabète. Ils étaient soulagés de voir ce changement positif chez leur petit garçon.

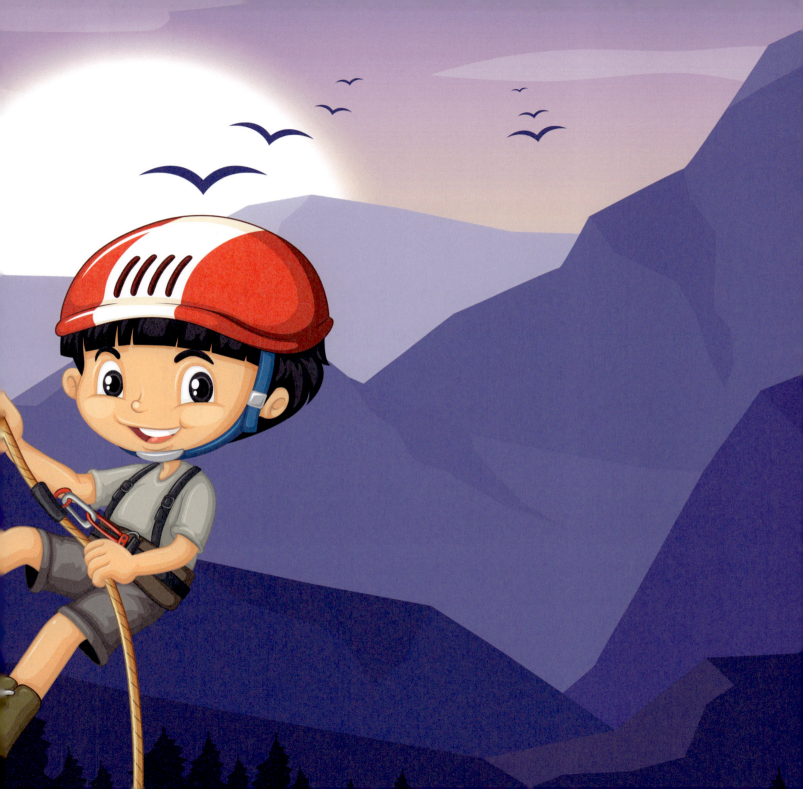

Jérémy, malgré sa maladie, ne la laissait pas le définir. Au contraire, il l'accepta et apprit à vivre avec. Il comprenait qu'il était différent des autres enfants, mais il ne le laissait pas l'affecter. C'était un garçon courageux et résilient.

Son courage et sa détermination étaient inspirants. De nombreux adultes furent touchés par son attitude positive. Jérémy prouvait que même les plus grands défis peuvent être surmontés avec positivité, résilience et courage.

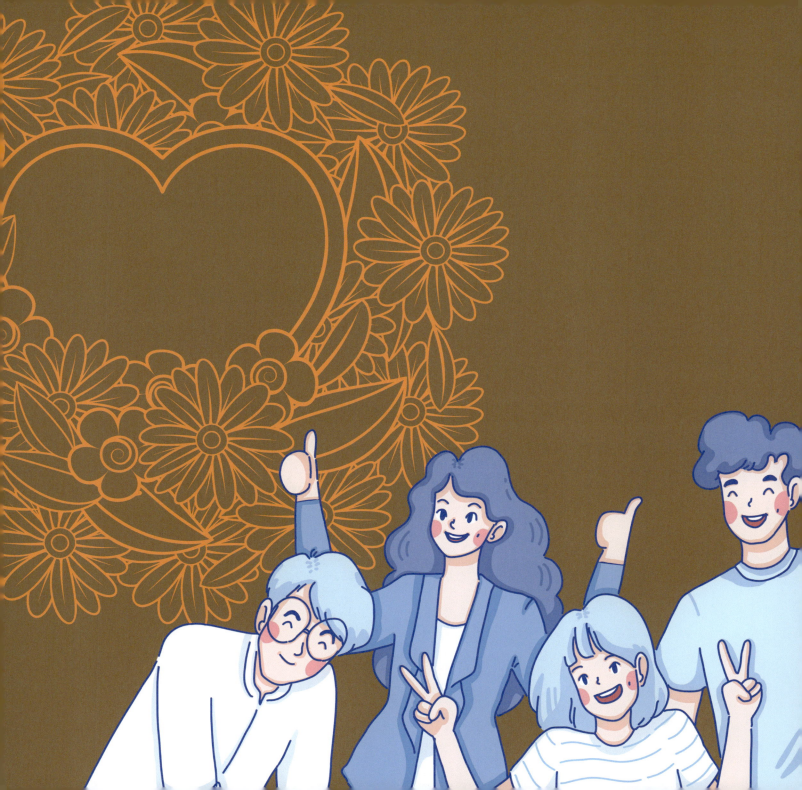

Son médecin était impressionné par les progrès de Jérémy. Il déclara que Jérémy était un patient modèle et une source d'inspiration pour les autres. Il était fier de Jérémy et de ses parents pour la bonne gestion de son diabète.

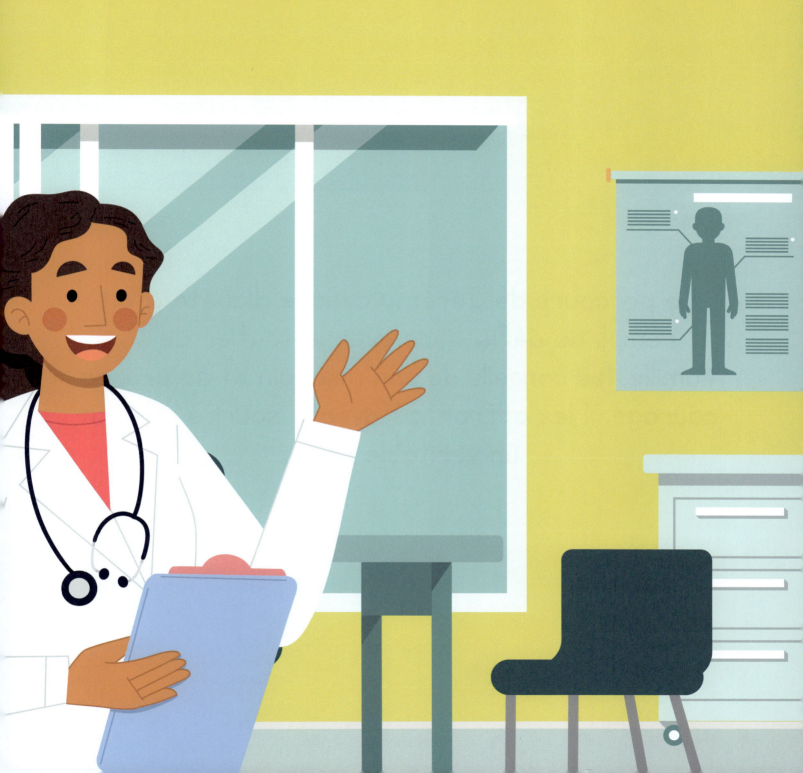

Le parcours de Jérémy avec le diabète était rempli de défis. Mais avec le soutien de sa famille, les conseils de son médecin et sa propre courage, il les affrontait avec le sourire. Il était un véritable héros.

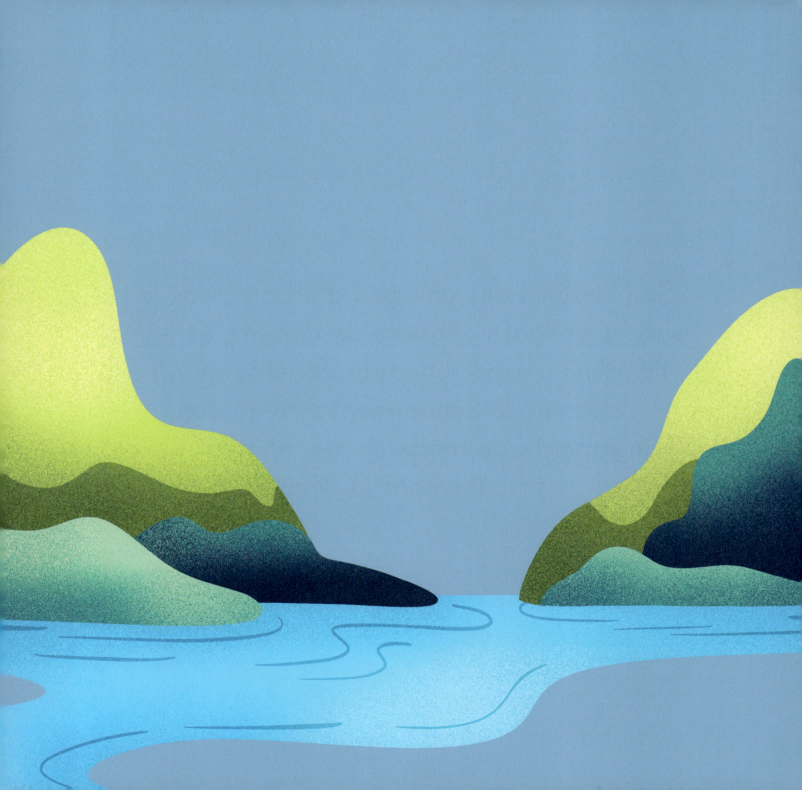

Son histoire est un signe d'espoir pour les autres enfants atteints de diabète et leurs familles. L'expérience de Jérémy montre qu'avec la bonne mentalité et des changements de mode de vie, on peut gérer efficacement le diabète.

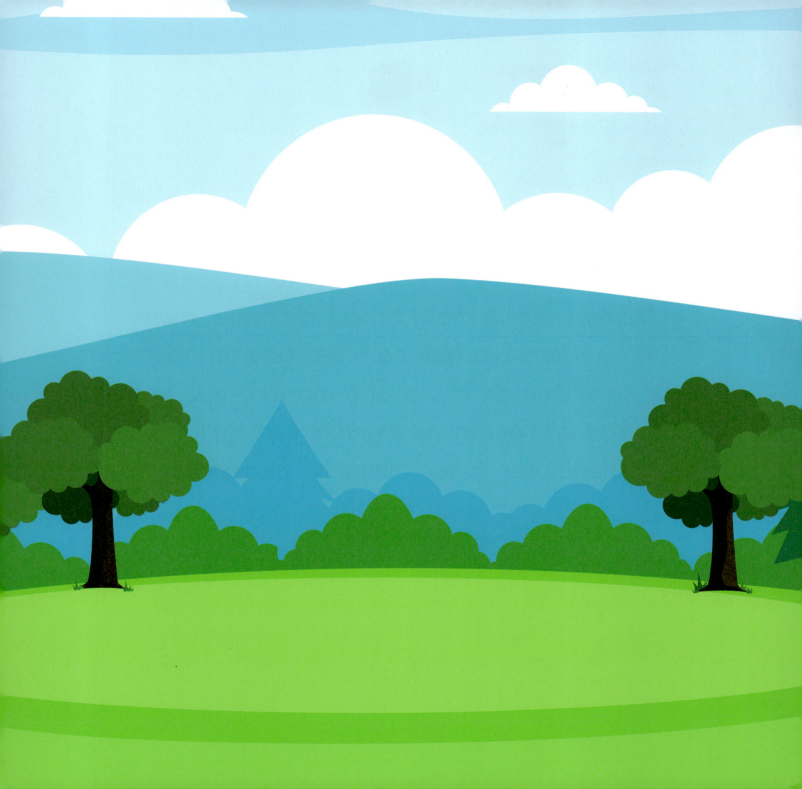

Vivre avec le diabète est difficile, mais Jérémy a prouvé que ce n'est pas un obstacle pour profiter de la vie. Il a montré que le fait d'être différent ne signifie pas qu'il faut renoncer à ses rêves et passions.

Jérémy inspire chacun autour de lui chaque jour. Il nous apprend que rien ne devrait nous empêcher de vivre pleinement nos vies. Jérémy est peut-être juste un petit garçon, mais il est un héros pour beaucoup.

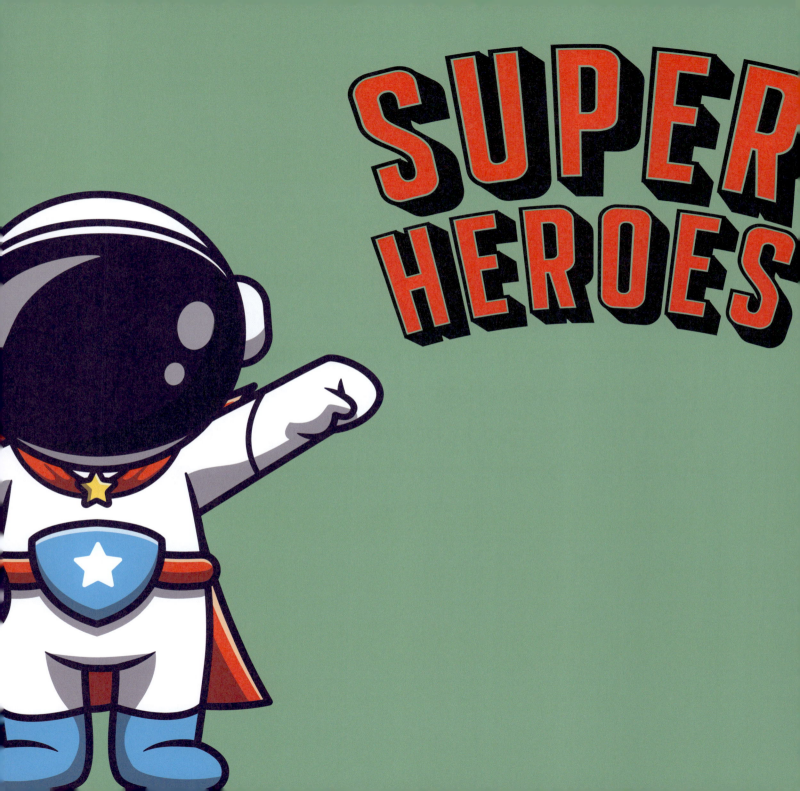

L'histoire de Jérémy est un témoignage de la force et de la résilience de l'enfance. Son parcours avec le diabète n'est pas facile, mais il le fait avec courage et positivité. Son histoire nous montre que la bravoure se présente sous toutes les formes, même chez un garçon de cinq ans.

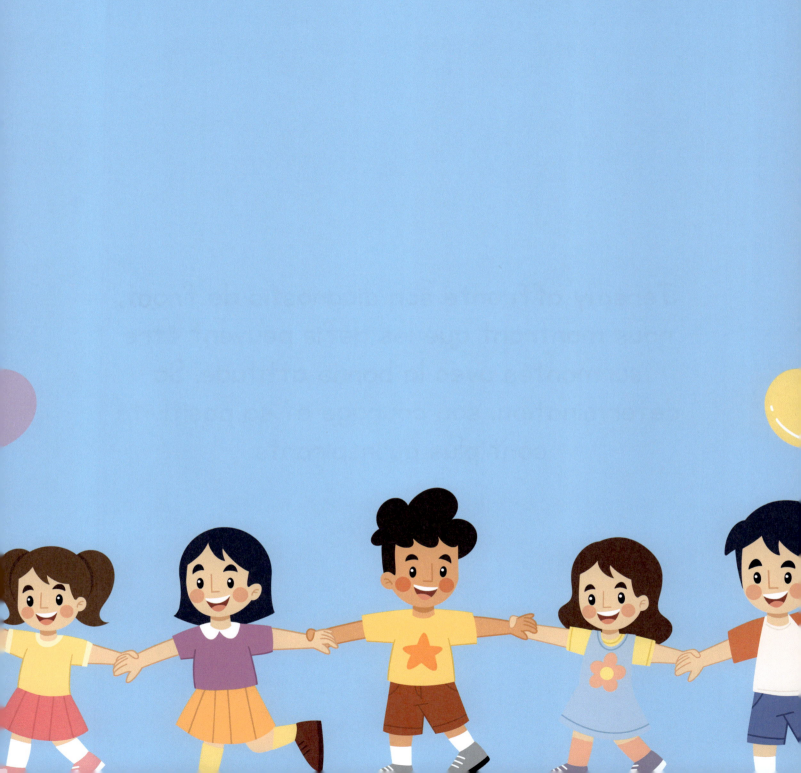

Jérémy affronte son diagnostic de front, nous montrant que les défis peuvent être surmontés avec la bonne attitude. Sa détermination, son courage et sa positivité sont plus qu'inspirants.

Bien que le diagnostic de Jérémy ait été un choc pour sa famille, ils sont restés à ses côtés, le soutenant de toutes les manières possibles. Ils ont fait les changements de mode de vie nécessaires et ont montré une immense patience et force.

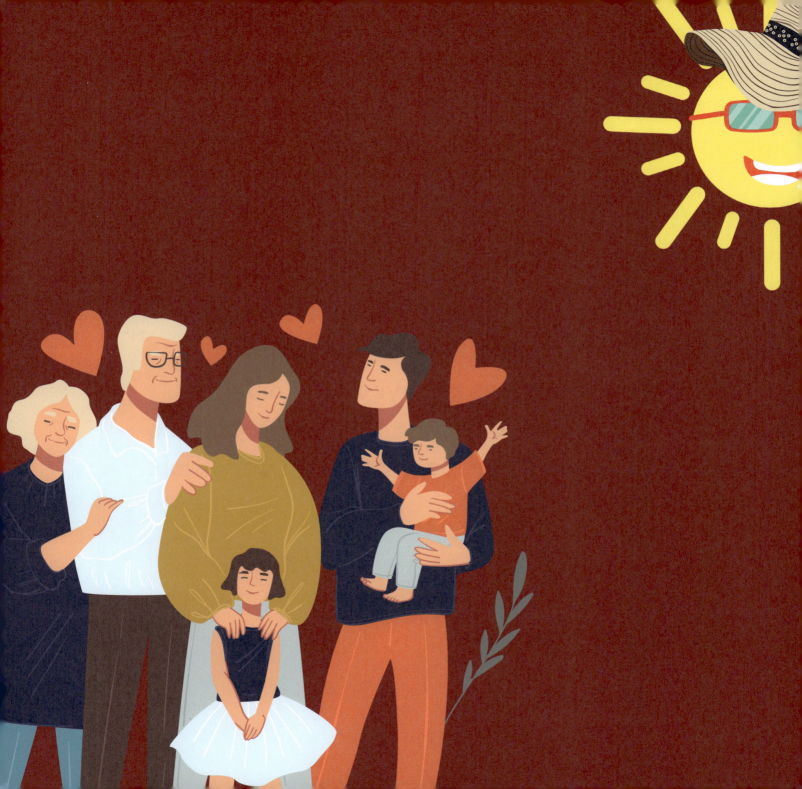

Ses amis jouent également un rôle important. Ils sont compréhensifs, solidaires et joyeux. Ils aident également Jérémy à se sentir comme un enfant normal malgré sa condition.

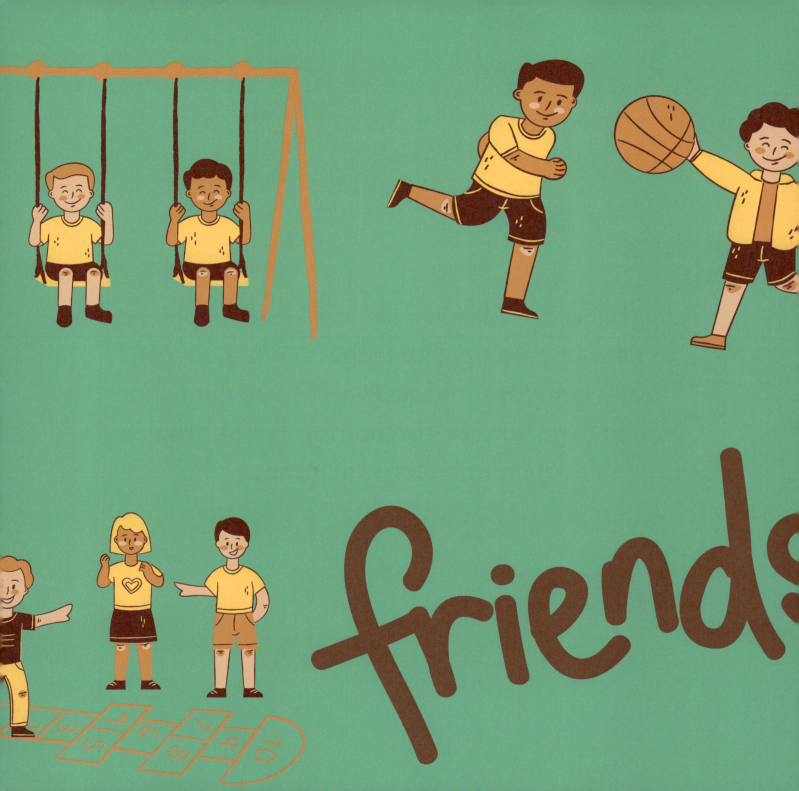

friends

L'histoire de Jérémy est celle de l'espoir, de la résilience et du courage, nous montrant que rien n'est impossible si nous avons la détermination de surmonter les obstacles qui se présentent à nous.

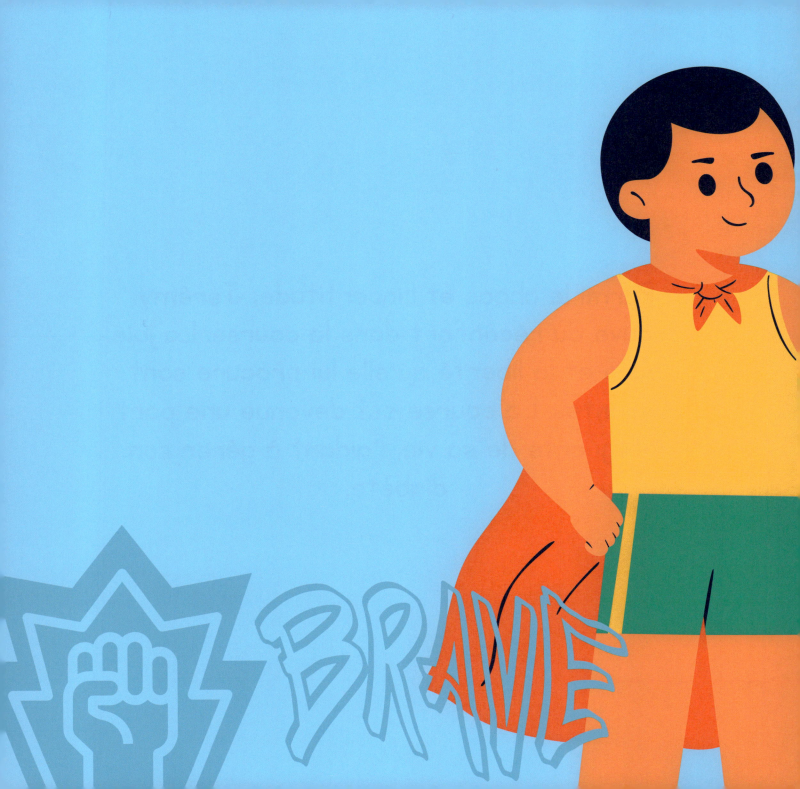

Parmi le chaos et l'incertitude, Jérémy trouve du réconfort dans la course. La joie pure et la liberté qu'elle lui procure sont évidentes. La course est devenue une part intégrante de sa vie, l'aidant à gérer son diabète.

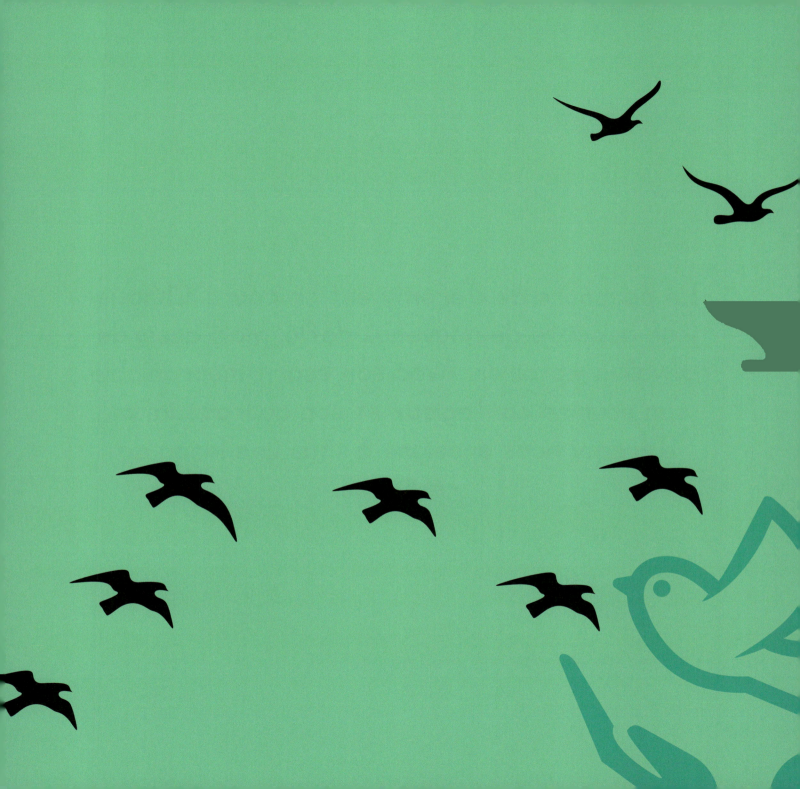

Le parcours de Jérémy est en cours. Chaque jour apporte de nouveaux défis, mais aussi de nouvelles victoires. Avec son esprit inébranlable, son sourire contagieux et son courage infini, Jérémy nous enseigne à tous une leçon de résilience.

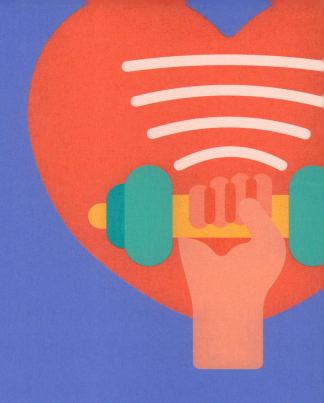
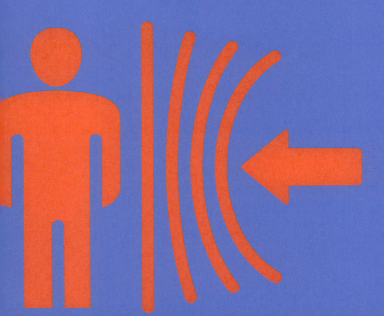

Le diabète fera toujours partie de la vie de Jérémy, mais il ne le définira jamais. Il est un garçon plein de vie, de rêves et d'ambitions, et rien, même pas le diabète, ne peut l'empêcher de vivre sa vie pleinement.

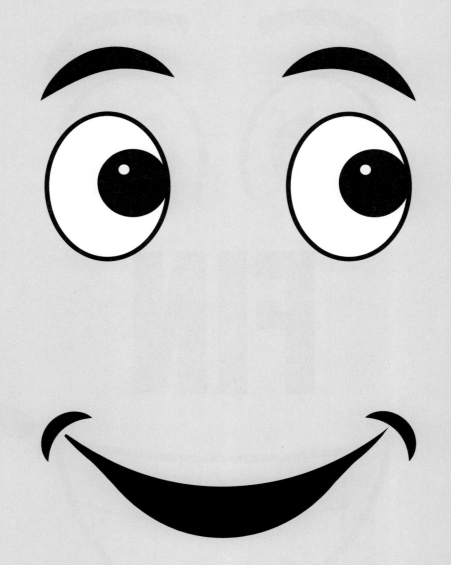

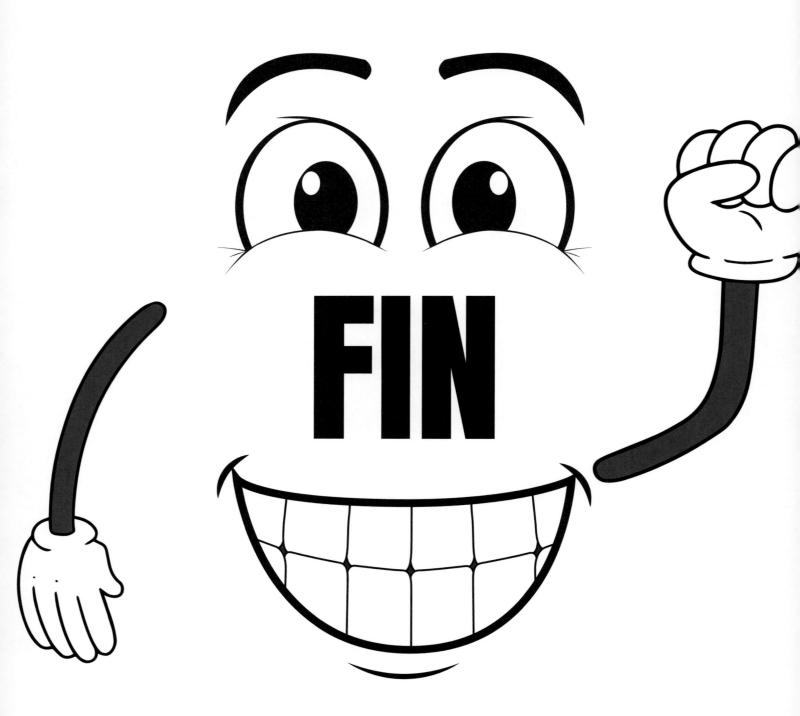

Printed in France by Amazon
Brétigny-sur-Orge, FR

18210772R00033